BEI GRIN MACHT SICH IHR WISSEN BEZAHLT

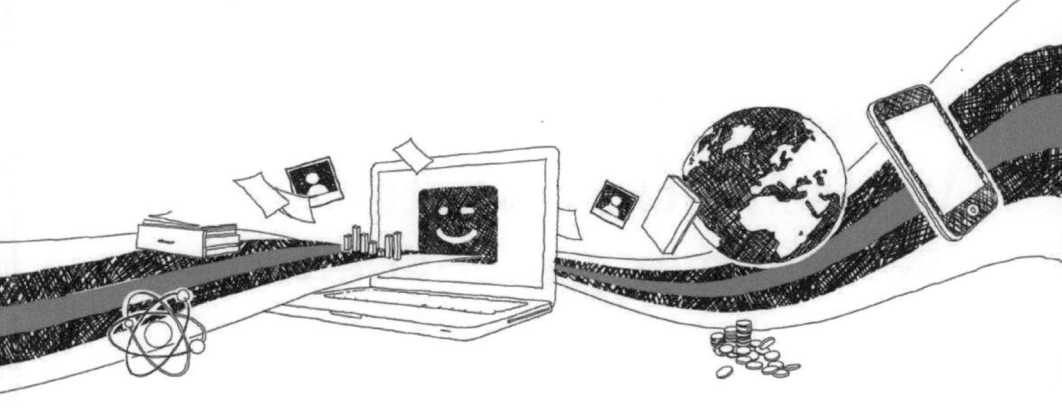

- Wir veröffentlichen Ihre Hausarbeit,
  Bachelor- und Masterarbeit

- Ihr eigenes eBook und Buch -
  weltweit in allen wichtigen Shops

- Verdienen Sie an jedem Verkauf

Jetzt bei www.GRIN.com hochladen und kostenlos publizieren

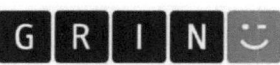

Gesundheitliche Ungleichheiten in Bezug auf die LGBT-Community in Deutschland. Werden nicht-cis-heterosexuelle Personen im Gesundheitssektor benachteiligt?

Mirijam Unger

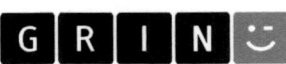

Bibliografische Information der Deutschen Nationalbibliothek:

Die Deutsche Nationalbibliothek verzeichnet diese Publikation in der Deutschen Nationalbibliografie; detaillierte bibliografische Daten sind im Internet über http://dnb.d-nb.de abrufbar.

ISBN: 9783346840530
Dieses Buch ist auch als E-Book erhältlich.

Druck und Bindung: Books on Demand GmbH, Norderstedt Germany
Gedruckt auf säurefreiem Papier aus verantwortungsvollen Quellen

Das vorliegende Werk wurde sorgfältig erarbeitet. Dennoch übernehmen Autoren und Verlag für die Richtigkeit von Angaben, Hinweisen, Links und Ratschlägen sowie eventuelle Druckfehler keine Haftung.

Das Buch bei GRIN: https://www.grin.com/document/1336644

Wintersemester 2022/2023

UNIVERSITÄT AUGSBURG

Lehrstuhl: Soziologie mit Berücksichtigung der Sozialkunde

Seminar: Soziale Ungleichheit in der Alltagswelt

Gesundheitliche Ungleichheiten in Bezug auf die LGBT-Community in Deutschland

Eingereicht von

Mirijam Unger

Studiengang: Lehramt Mittelschule

Semesterzahl: 5. Fachsemester

Inhaltsverzeichnis

1. Einleitung

Die Lebenssituation der LGBTQIA[1]-Community hat sich, nicht zuletzt mit der Öffnung der *Ehe für alle*, in letzten Jahren in Deutschland verbessert. Was allerdings nicht heißt, dass eine tatsächliche Gleichberechtigung erreicht ist, denn auch im Gesundheitssektor ist Heteronormativität oft eine Grundannahme.

In dieser Arbeit möchte ich einen Blick auf Ungleichheiten in Bezug auf die psychische und physische Gesundheit homosexueller, bisexueller und transgender Menschen werfen. Ich werde nach sexueller Orientierung unterscheiden (LGBT) und auf transgender Personen eingehen. Allerdings werde ich nicht auf die unterschiedlichen Geschlechtsidentitäten eingehen, da dies vermutlich den Rahmen der Arbeit sprengen würde. Ich werde mich in meiner Arbeit nur auf Deutschland beziehen.

---

[1] LGBTQIA ist eine Abkürzung aus dem englischen Sprachraum für *Lesbian, Gay, Bisexual, Transgender, Queer, Intergeschlechtlich und Asexuell.*

Vor allem die Arbeit von Martin Kroh, Simon Kühne, Christian Kipp und David Richter geht auf den Status der Gleichstellung Homosexueller in Deutschland ein. Sie berufen sich auf Daten aus Befragungen des Sozio-ökonomischen Panels (SOEP) Berlin. Im Journal of Health Monitoring beziehe ich mich auf die Veröffentlichung von Katheen Pöge, Gebriele Dennert, Uwe Koppe, Annette Güldenring, Ev B. Mattigack und Alexander Rommel: Die gesundheitliche Lage von lesbischen, schwulen, bisexuellen sowie trans- und intergeschlechtlichen Menschen.

Zunächst gebe ich einen Einblick in die aktuelle Forschungslage. Danach folgt eine kurze Beschreibung der Lebenssituation der Community. Anschließend stelle ich einen Vergleich zwischen cis-hetero- und homosexuellen Lebensentwürfen in Bezug auf die Gesundheit an. Werden nicht-cis-heterosexuelle Personen im Gesundheitssektor benachteiligt? Pflegen sie einen ungesünderen Lebensstil oder resultiert dieser aus einer anderen Ausgangssituation für LGBT-Menschen. Hier nehme ich stark Bezug auf die Veröffentlichung von Kasprowski, David; Fischer, Mirjam; Chen, Xiao; de Vries, Lisa; Kroh, Martin; Kühne, Simon; Richter, David & Zindel, Zaza im Jahr 2021: Geringere Chancen auf ein gesundes Leben für LGBTQI*-Menschen.

2. Forschung

Festzustellen, wie viele Menschen homo- oder bisexuell sind, ist gar nicht so leicht. Die meisten Länder fragen nicht nach der sexuellen Orientierung. Selbst wenn Umfragen diese erfassen, ist es schwierig, verlässliche Daten zu finden. Neben der Tatsache, dass die Sexualität ein sehr privates Thema ist, nehmen die Art der Fragestellung und die Antwortoptionen Einfluss auf das Ergebnis.

Vergleicht man die Länder in Europa, so hat Deutschland mit einem Wert von 7,4 Prozent der Bevölkerung einen recht hohen LGBT-Anteil. In Ungarn identifizieren sich hingegen nur 1,5 Prozent als Teil dieser Gruppe. Für Europa ergibt sich hier ein Durchschnittswert von 5,9 Prozent (vgl. Deveaux 2016). Wenn man allerdings den Kinsey-Report betrachtet, geben ungefähr zehn Prozent der Teilnehmer „nicht nur heterosexuell" als Antwort. Der Report erlaubt eine größere Bandbreite an Antworten als die schlichte ja/nein Unterscheidung (vgl. Haeberle 1994).

Blickt man auf die Geschlechter, dann sieht man auf den ersten Blick wenig Unterschiede. In England zum Beispiel ist es zwischen Männern und Frauen ausgewogen. In den Niederlanden besteht allerdings eine große Lücke zwischen den Antworten von Männern (2,5 Prozent LGBT) und Frauen (10 Prozent LGBT).

Ebenfalls auffällig ist der weitaus höhere LGBT-Anteil in der jüngeren Generation (14 bis 29 Jahre: 16 Prozent in Europa) und ihrer Eltern (30 bis 65 Jahre: 7,5 Prozent in Europa). Das steilste Gefälle findet sich hier in Spanien, wo 14 Prozent 1,5 Prozent gegenüberstehen (vgl. Deveaux 2016).

Innerhalb von Europa besteht bezüglich der Sichtbarkeit der LGBT-Community ein starkes Gefälle. Auf Sichtbarkeit folgen oft die Rechte. Viele Mobilisierungen gegen die Rechte der Minderheit basieren auf der Religion. So beschloss Russland das Verbot innerstaatlicher „Schwulenpropaganda", um die „traditionellen" Werte des Landes und der Religion zu schützen (vgl. Ayoub & Schmidt 2017: S. 63). Diese legalisierte Diskriminierung von Seiten der Politik und ein damit einhergehendes homosexuellenfeindliches Klima üben einen hohen Druck auf die Betreffenden aus, sich nicht zu outen. Forschungen, in denen Fragen zur sexuellen Orientierung gestellt werden, sind dadurch erschwert.

In Deutschland hingegen wurde 2017 die *Ehe für alle* beschlossen. Damit ist ein weiterer großer Schritt in Richtung Gleichbehandlung getan worden. Trotzdem unterscheiden sich die Lebenswirklichkeiten zwischen cis-heterosexuellen Personen und homo- oder bisexuellen Menschen teilweise sehr deutlich.

In den nächsten Punkten werde ich das soziale Umfeld, Bildung und das Einkommen genauer betrachten, da sich hieraus Schlüsse auf die Gesundheit ziehen lassen.

3. Lebenssituation der LGBT-Community

Die Lebenswirklichkeit der cis-heterosexuellen Mehrheit und LGBT-Personen unterscheidet sich trotz der Veränderungen beziehungsweise Verbesserungen in Deutschland in den letzten Jahren (z.B. Einführung der *„Ehe für alle"*). Es werden nach wie vor Worte wie „schwul" als Schimpfwörter verwendet und dienen der Abwertung einer Person. Diese verinnerlichte negative Einstellung zu Homosexualität oder Transsexualität führen bei LGBT-Personen (bei Jugendlichen verstärkt) zu einer geringeren Akzeptanz von sich selbst. Hintergrund davon ist die heteronormative Ausrichtung der Gesellschaft, die im Zusammenhang mit einer Anerkennung vor dem Gesetz und in der Medizin einhergeht. In den folgenden Punkten gehe ich hierauf genauer ein.

3.1. Heteronormative Ausrichtung der Gesellschaft

Heteronormativität beschreibt die Vorstellung, dass es zwei biologische Geschlechter gibt und diese mit der sozialen Identität übereinstimmen. Die Sexualität dieser beiden Geschlechter bezieht sich immer auf das jeweils andere Geschlecht. Damit einher gehen soziale Erwartungen. Dazu gehört zum Beispiel die Art und Weise, wie sich eine Person präsentiert. Nichtheterosexuelle Menschen weichen hiervon ab (vgl. Pöge & Kollegen 2020: S. 6).

Heteronormatives Geschlechtermodell		
Mädchen/Frau	Zuweisung	Junge/Mann
Frau	Identität	Mann
feminin	Präsentation	maskulin
mit Männern	Sexualität/Beziehungen	mit Frauen

Abbildung 1: Heteronormatives Geschlechtermodell nach Pöge 2020 S. 6

Die heteronormative Ausrichtung unserer Gesellschaft bringt eine Reihe von Nachteilen für Menschen, die nicht in dieses Schema passen, mit sich. Mangelnde Anerkennung kann viele weitreichende Folgen haben, welche auch die Gesundheit von LGBT-Personen gefährden. Sie sind von Vorurteilen und Diskriminierung sowie körperlichen und sexuellen Übergriffen eher betroffen als Menschen, die in das heteronormative Schema passen (vgl. Pöge & Kollegen 2020: S. 6). Vergangene Forschungen haben wiederholt festgestellt, dass Personen, welche sich nicht in der heteronormativen Welt wieder finden, ein erhöhtes Risiko haben, an psychischen Krankheiten zu leiden (vgl. Pöge & Kollegen 2020, S.6). Als Grund wird hier angenommen, dass diese Menschen stärker an chronischem Stress durch Vorurteile und Diskriminierung leiden (vgl. Kroh und Kollegen 2017, S. 695). Weitere Studien belegen, dass Angehörige einer sexuellen Minderheit viel häufiger Opfer von Belästigungen oder Mobbing werden (vgl. Drydakis 2021, S. 24). Die Erfahrung oder auch die Erwartung von Stigmatisierung in Schule, sozialem Umfeld oder auch am Arbeitsplatz führt ebenfalls zu einem höheren gesundheitsschädigenden Risikoverhalten bei homo- und bisexuellen Menschen (z.B. Rauchen, Alkohol, Marihuana und weiteren Drogen). Eine Studie des Deutschen Jugendinstituts zum Thema „Coming-out" stellte fest, dass fast drei Viertel der befragten LGBT-Jugendlichen befürchten, Ablehnung vom Umfeld zu erfahren (73,9 Prozent von Freunden und 69,4 Prozent von der Familie). 20,2 Prozent haben sogar Angst vor körperlicher Gewalt (vgl. Pöge & Kollegen 2020, S.6 & S.15).

Vorurteile gegenüber sexuellen Minderheiten von zum Beispiel Ärzten oder Mitarbeitern in den Verwaltungen können dazu führen, dass vor allem weniger gebildete Personen hier Nachteile im Zugang zu besonderen Förderungen haben (vgl. Drydakis 2021, S. 24).

3.2.   Anerkennung vor dem Gesetz

Bis in das Jahr 1994 bestand in Deutschland §175 des Strafgesetzbuches. Dieser stellt die „Unzucht zwischen Männern" unter Strafe. Deutschland hat erst 2001 eingetragene Lebenspartnerschaften ermöglicht, ehe 2017 letztendlich auch die Ehe geöffnet wurde. Damit kam ebenfalls das Recht auf die gemeinsame Adoption eines nicht leiblichen Kindes. Leibliche Kinder, welche in einer gleichgeschlechtlichen Ehe geboren werden, müssen jedoch weiterhin über eine Stiefkindadoption vom Partner/der Partnerin angenommen werden. Ebenfalls ist der Zugang zur Reproduktionsmedizin für lesbische Paare mit hohen finanziellen Nachteilen verbunden. Eine Reform des Abstammungsgesetz ist hier noch nötig.

Nichtsdestotrotz ist die Situation für homosexuelle Menschen in Deutschland von enormen Verbesserungen geprägt. Inter- oder transgeschlechtliche Menschen mussten hier etwas länger warten. Erst seit Ende 2018 ist ein Geschlechtereintrag für intergeschlechtliche Kinder kein Zwang mehr. Eltern haben nun die Wahl. Damit das Kind später allerdings diesen Eintrag ändern kann, wird ein ärztliches Attest verlangt. Dieser Prozess ist für viele intergeschlechtliche Personen diskriminierend. Transsexuelle mussten sich bis 2011 zur Änderung des Geschlechtseintrags einer Operation, welche einer Sterilisation gleichkommt, unterziehen (vgl. Pöge & Kollegen 2020, S.8).

Ein sicherer rechtlicher Rahmen und die damit einhergehende Anerkennung wirken sich positiv auf das Wohlbefinden und somit auch die Gesundheit aus. In Europa sind die Gesetze hierzu sehr unterschiedlich. Liegt eine benachteiligende Rechtslage vor, dann steigt die Tendenz, die Sexualität zu verheimlichen. Eine Studie aus den Vereinigten Staaten von Amerika verdeutlicht diesen Zusammenhang. Bundesstaaten, welche eine gleichgeschlechtliche Ehe ermöglichen, haben eine gesündere LBGT-Bevölkerung. Die rechtliche Gleichstellung in allen Bereichen des Lebens ist der Grundpfeiler für eine gesellschaftliche Anerkennung und damit auch ein selbstbestimmtes Leben (vgl. Pöge & Kollegen 2020, S.9).

3.3. Anerkennung in der Medizin

Bis 1990 stand Homosexualität auf der Liste psychischer Erkrankungen der Weltgesundheitsorganisation (WHO). Für Transgeschlechtlichkeit gilt das erst seit 2022. Im Jahr 2019 beschloss das Bundeskabinett ein Verbot von Konversionstherapien[2], da diese oft psychische Schäden verursachen (vgl. Pöge & Kollegen 2020, S.9). Das Bundessozialgericht verpflichtete 1987 die deutschen Krankenkassen, die Kosten für die Geschlechtsanpassung bei Transpersonen zu übernehmen. Der Prozess dahin führt allerdings über einen psychiatrisch-psychotherapeutischen Weg. Die Standards, welche 2009 vom Medizinischen Dienst des Spitzenverbandes Bund der Krankenkassen (MDS) festgeschrieben wurden, sind eine verbindliche „Begutachtungsanleitung für Transsexualität". Schwierigkeit hier ist, dass diese Standards vom binären Geschlechtersystem ausgehen und Personen, welche sich nicht eindeutig als Mann oder Frau identifizieren, hier keine Berücksichtigung finden. Die Übernahme der Kosten durch die Krankenkasse ist jedoch daran gebunden, dass sich der Mensch eindeutig als Mann oder Frau fühlt (vgl. Pöge & Kollegen 2020, S.10). Sollte jemand nur individuelle Anpassungen vornehmen wollen, so ist dies nur auf eigene Kosten möglich.

In der Medizin hat sich in den letzten Jahren hier sehr viel getan. Auch Eingriffe bei intergeschlechtlichen Kindern werden nur noch bei medizinischer Notwendigkeit durchgeführt. Im

---

[2] Der Versuch die sexuelle Orientierung oder die selbstempfundene Geschlechtsidentität einer Person zu unterdrücken.

Rahmen einer Hamburger Studie wurde festgestellt, dass Personen, bei welchen als Kind so ein Eingriff durchgeführt wurde, in der Mehrheit den Eingriff als im Nachhinein negativ beurteilen. Fast die Hälfte hat Suizidgedanken (vgl. Pöge & Kollegen 2020, S.17). Ein Umdenken in Politik und Gesellschaft findet statt.

3.4. Barrieren bei der Gesundheitsversorgung

Grundsätzlich gibt es in der Europäischen Union ein Diskriminierungsverbot, welches allen Menschen Zugang zur gesundheitlichen Versorgung garantieren soll. Mitglieder der LGBT-Community haben jedoch oft andere Bedürfnisse oder es sind andere Themen für sie relevant als für Menschen, die in das heteronormative Schema passen.

Früherkennungsuntersuchungen und medizinische beziehungsweise psychologische Hilfe werden seltener oder erst spät in Anspruch genommen. Zu erwartende oder bereits erfahrene Diskriminierung werden hier als Gründe genannt. Auch mangelndes Fachwissen auf Seiten des medizinischen Personals ist ein weiterer Grund. Durch eine Verzögerung der Behandlung und auch Fehldiagnosen kann es zur falschen oder zu wenig Versorgung kommen (vgl. Pöge & Kollegen 2020, S.18).

Auf eine zusätzliche Barriere weist ein Bericht der Antidiskriminierungsstelle des Bundes von 2017 hin. Vor allem bei transgeschlechtlichen Menschen kommt es vor, dass das medizinische Personal sich weigert, die geschlechtliche Identität anzuerkennen. Krankheiten werden zudem teilweise auf die sexuelle Orientierung oder Geschlechteridentität geschoben und gesundheitliche Beschwerden werden damit nicht erkannt. Mangelnde Kompetenz des Versorgungspersonals können demnach Auswirkungen auf die Inanspruchnahme und auch die Qualität der Versorgung haben. Transgeschlechtliche Menschen berichten, dass ihnen der Zugang zu Untersuchungen, welche an das ursprüngliche Geschlecht anknüpfen, verweigert wurden. Hierzu zählen zum Beispiel urologische oder gynäkologische Untersuchungen.

Vor allem LGBT-Personen auf dem Land haben hier einen schwereren Zugang, da sich Beratungs- und Unterstützungsangebote auf Großstädte konzentrieren (vgl. Pöge & Kollegen 2020, S.19).

4. Gesundheit im Vergleich zu cis-heterosexuellen Menschen

Menschen der LGBT-Community sammeln andere Erfahrungen und haben in manchen Bereichen andere Bedürfnisse. Im Vergleich mit dem Rest der Bevölkerung ergeben sich dadurch einige Ungleichheiten. Befragungsdaten des Sozio-ökonomischen Panels (SOEP) und der Universität Bielefeld zeigen, dass die psychische und körperliche Gesundheit von LGBT-Menschen stärker beeinträchtigt ist, als die der restlichen Bevölkerung. Erkrankungen, welche auf Stress zurückzuführen sind, sind drei- bis viermal häufiger. Auch das soziale Umfeld, welches wichtig für das gesundheitliche Wohlbefinden ist, ist bei LGBT-Personen oft anders zusammengesetzt (vgl. Kasprowski & Kollegen 2021, S. 80). Viele Befunde deuten auf eine Chancenungleichheit für ein gesundes Leben hin.

Neben Risikofaktoren, wie der verspäteten oder nicht in Anspruch genommenen Früherkennungsmaßnahmen für zum Beispiel Krebs, gibt es auch Hinweise auf ein gesundheitsförderliches Verhalten bei beispielsweise lesbischen Frauen. Über 40 Prozent treiben zwei Stunden oder mehr jede Woche Sport. Mehr als drei Viertel machen regelmäßig Sport (vgl. Pöge & Kollegen 2020, S. 13).

Im folgenden Abschnitt werfe ich ein Blick auf die psychische und die körperliche Gesundheit der LGBT-Community im Vergleich zu cis-heterosexuellen Menschen. Ganz trennen lassen sich die zwei Bereiche jedoch nicht. Oft sind körperliche Erkrankungen auf Stressbelastungen zurückzuführen. Während es kaum Unterschiede bei zum Beispiel Krebserkrankungen gibt, leiden LGBT-Personen häufiger an Migräne oder Herzkrankheiten. Diese Unterschiede werden als Folge von chronischem Stress gedeutet, welcher auf Diskriminierung von LGBT-Menschen im Alltag zurückzuführen ist (vgl. Kasprowski & Kollegen 2021, S. 84). Grundsätzlich kann festgehalten werden, dass cis-heterosexuelle Menschen deutlich seltener an psychischen und körperlichen Krankheiten leiden (vgl. Kasprowski & Kollegen 2021, S. 83).

4.1. Psychische Gesundheit

Während bei cis-heterosexuellen Menschen nur bei knapp zehn Prozent der Personen eine depressive Erkrankung festgestellt wurde, sind die Fälle bei LGBT-Menschen mehr als doppelt so hoch (26 Prozent). Ähnlich verhält es sich mit Schlafstörungen (doppelt so hoch) und Burnout (dreimal so hoch). Dies wird durch erhöhte stressbedingte Belastungen erklärt.

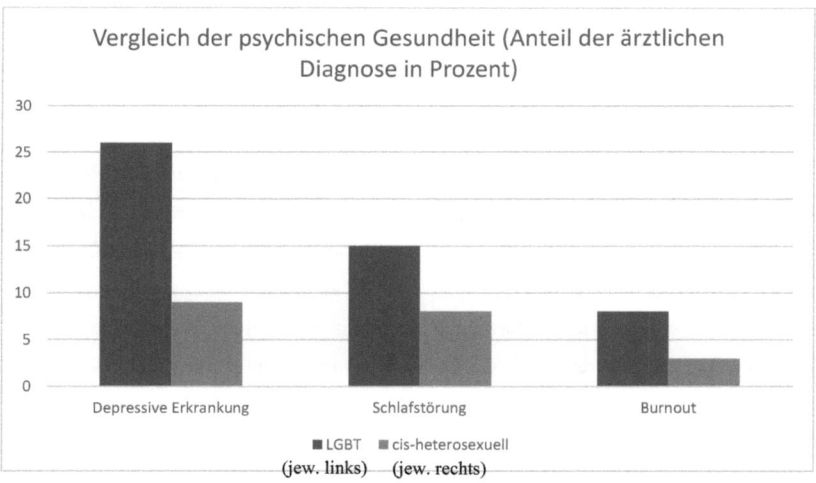

Abbildung 2: Vergleich der psychischen Gesundheit zwischen cis-heterosexuellen Menschen und LGBTs. Diagramm in Anlehnung an Kasprowski & Kollegen 2021, S. 84.

Dabei muss aber auch innerhalb der Community ein Unterschied gemacht werden. Trans-Personen sind eine besonders gefährdete Gruppe. Bei 39 Prozent wurde in der Vergangenheit bereits eine Angststörung diagnostiziert. Cis-homosexuelle Menschen sind hier mit nur neun Prozent viel seltener betroffen. Auch bei Essstörungen sind Trans-Personen dreimal so häufig betroffen. Diese Erkenntnisse stützen sich auf eine Befragung (LG Bielefeld-Befragung), welche

Vergleiche innerhalb der LGBT-Community anstellte. Die Befragung kommt hier auf ähnliche Ergebnisse wie internationale Vergleichsstudien (vgl. Kasprowski & Kollegen 2021, S. 83).

Für die psychische Gesundheit ist auch das emotionale Wohlbefinden sehr wichtig. Einsamkeit stellt eine Gefahr für die seelische Gesundheit dar. Auch hier sind Trans-Personen besonders benachteiligt – fast jeder Dritte gibt an, dass ihnen die Gesellschaft anderer oft fehle. Beim cis-Teil der Community sind es nur 15 Prozent, während bei cis-heterosexuelle Menschen nur die Hälfte davon betroffen ist.

„Sich glücklich fühlen" ist durch die Gesellschaft hinweg gleichmäßig verteilt und es sind keine Unterschiede zwischen der cis-heteronormativen Mehrheitsgesellschaft und der LGBT-Community. Allerdings gibt es eine deutliche Differenz bei negativ besetzten Gefühlen wie Angst, Traurigkeit oder Wut. LGBT-Personen waren hier deutlich stärker vertreten. Innerhalb der Community stechen wieder Trans-Personen hervor. Sie empfinden diese Gefühle über den selben Zeitraum fast doppelt so oft wie der Rest der LGBT-Gruppe (vgl. Kasprowski & Kollegen 2021, S. 85).

Oft sind Familie und Freunde für das emotionale Wohlbefinden essenziell. LGBT-Menschen entwickeln hier unterschiedliche Resilienzstrategien. Umfragen zeigen, dass sie oft ein ambivalentes Verhältnis zur Herkunftsfamilie haben. Um Einsamkeit oder persönlichen Krisen entgegenzuwirken, steht bei beiden Vergleichsgruppen der Partner/die Partnerin gleichermaßen an erster Stelle. Unterschiede gibt es jedoch beim Verhältnis zu Familie oder Freunden. Freunde und Bekannte sind für fast drei Viertel der LGBT-Personen Vertrauenspersonen. Bei der cis-heterosexuellen Gruppe ist dies nur knapp die Hälfte. Die Familie ist hier eher relevant. Auch der Kontakt und die Anzahl der Besuche von Familie oder Freunden zeichnen ein ähnliches Bild. LGBT-Personen verlassen sich verstärkt auf Freunde und Bekannte. Daraus lässt sich erkennen, dass LGBT-Menschen sich ihr soziales Unterstützungsnetzwerk oft selbst aktiv aufbauen (vgl. Kasprowski & Kollegen 2021, S. 86f) und damit auch Benachteiligung und Diskriminierung in der eigenen Familie entgegenwirken. Die Zugehörigkeit zu einer geschlechtlichen oder sexuellen Minderheit kann daher auch gesundheitsförderliche Effekte haben. Durch positive Unterstützung wird die Resilienz gestärkt (vgl. Pöge & Kollegen 2020, S.14).

Ein wichtiger Punkt ist allerdings, dass dieser Stress und die damit einhergehende Belastung zu einem erhöhten Alkohol- bzw. Drogenkonsum führt. Es fällt aber auch eine erhöhte Suizidrate von LGBT-Personen auf. Nicht nur das erhöhte Risiko für Selbstmordgedanken, sondern auch die tatsächliche Suizidrate ist bei LGBT-Menschen deutlich höher (vgl. Pöge & Kollegen 2020, S.15).

Trotz wichtiger Schritte bei der medizinischen Anerkennung von Trans-Personen, sind Diskriminierungserfahrungen leider bei vielen Alltag. Die vielen Barrieren auf dem Weg zur geschlechtlichen Angleichung werden oft als Belastung empfunden. Dieser Stress für zu einer schlechteren psychischen Gesundheit (vgl. Pöge & Kollegen 2020, S. 16). Eine Studie aus Neuseeland fand in diesem Zusammenhang heraus, dass junge transgeschlechtliche Personen fünfmal so oft Suizidversuche aufweisen, als cis-heterosexuelle Menschen, welche mit ihrem Geburtsgeschlecht leben.

Auffällig ist, dass insbesondere bisexuelle Menschen und Trans-Personen zu mehr selbstverletzenden Verhalten neigen (im Vergleich zu Lesben und Schwulen). Die Akzeptanz innerhalb der Community ist nicht immer gewährleistet. Es passiert, dass ihre sexuelle Orientierung nicht ernst genommen wird. Sie hinterfragen ihre eigene Orientierung häufiger (vgl. Pöge & Kollegen 2020, S.16).

4.2. Physische Gesundheit

Im Rahmen einer deutschen Studie gaben 55 Prozent der Frauen an ein sehr gutes bis gutes Wohlbefinden zu haben. Nur knapp ein Prozent spricht von einem körperlich schlechten Wohlbefinden. Eine schwedische Untersuchung von bisexuellen und lesbischen Frauen bis zu einem Alter von 45 Jahren stellte einen allgemein schlechteren Gesundheitszustand dieser Gruppe im Vergleich zum allgemeinen Gesundheitszustand cis-heterosexueller Frauen. Krebs (körperliche Gesundheit), Suizid, psychische Erkrankungen und Drogenkonsum wurden hier betrachtet.

Wenn man die Krebssterblichkeit betrachtet, ergeben sich keine Unterschiede (vgl. Pöge &
Kollegen 2020, S.12). Eine Studie aus Dänemark stellt eine höhere Sterblichkeit von lesbischen
Frauen an Krebs fest. Obwohl sich die erwarteten Neuerkrankungen zwischen lesbischen und
cis-heterosexuellen Frauen keinen Unterschied aufweisen, weisen die Daten auf unterschiedliche Verläufe hin. Ein erhöhtes Risikoverhalten (z. B. Rauchen und Alkoholkonsum) oder die
Inanspruchnahme von Früherkennungsmaßnamen spielen hier eine Rolle. Bei den Früherkennungsmaßnahmen spielen die im Punkt 3.4. erwähnten Barrieren eine wichtige Rolle (Diskriminierung, zu erwartende Diskriminierung, Lücken in der Ausbildung des medizinischen Personals). Hier hängen psychische und körperliche Gesundheit stark zusammen. Wichtige Ein-
flussfaktoren sind hier Gewalt- und Diskriminierungserfahrungen (vgl. Pöge & Kollegen 2020,
S.13).

Bei schwulen Männern konzentrieren sich Forschungen oft auf sexuell übertragbare Krankheiten und über den allgemeinen Gesundheitszustand ist wenig bekannt. Durch die höheren HIV-
Infektionszahlen bei schwulen Männern im Vergleich zu Lesben oder cis-heterosexuellen Männern werden Schwule oft auf ihr sexuelles Verhalten reduziert. Die Daten, welche zur allgemeinen Gesundheit vorliegen, beziehen sich nicht speziell auf schwule Männer. Sie schließen auch
Männern, die zwar Sex mit Männern haben, sich aber weder als schwul noch bisexuell identifizieren mit ein. Syphilis-Diagnosen sind bei über 14 Prozent in dieser Bevölkerungsgruppe
erhöht. Für Gonorrhö und Chlamydien ergibt sich ein ähnliches Bild. Personen mit HIV-Infek-
tion sind hier zusätzlich gefährdet. Bei ihnen treten die meisten Fälle auf. Von 2400 Neuinfek-
tionen an HIV in Deutschland im Jahr 2018 entfielen 1600 auf Männer, die Sex mit Männern
haben. HIV-Medikamente kommen auch mit einer Reihe von Nebenwirkungen. So besteht ein
erhöhtes Risiko an einem Anal- oder Kolorektalkarzinom zu erkranken. Der Anstieg an Vor-
sorge- und Aufklärungsmaßnahmen lässt jedoch hoffen, dass die Zahlen in den nächsten Jahren
fallen werden (vgl. Pöge & Kollegen 2020, S.14).

Auch bei Trans-Personen ist die Zahl an HIV-Infektionen höher als in der Gesamtbevölkerung.
Durch eine Befragung in den Vereinigten Staaten wurde festgestellt, dass 1,4 Prozent der transgeschlechtlichen Teilnehmer*innen mit HIV leben. Nur 0,3 Prozent der Gesamtbevölkerung
sind jedoch betroffen (vgl. Pöge & Kollegen 2020, S.17). Inwieweit die Zahlen auf Deutschland

übertragbar sind, ist fraglich. Studien hier zeichnen sehr unterschiedliche Bilder. Allerdings steht fest, dass HIV für transgeschlechtliche Personen ein wichtiges Thema ist.

Während lesbische Frauen, wie bereits früher im Text erwähnt, positiv beim Sporttreiben auffallen, gibt es für transgeschlechtliche Menschen hier Barrieren. Sportangebote, vor allem auch im Wettkampfsport, richten sich nach zwei biologischen Geschlechtern. Auch in Schwimmbädern ist der Eintritt oft erschwert. Diese Hindernisse hemmen gesundheitsförderlichen Sport treiben (vgl. Pöge & Kollegen 2020, S.17). In größeren Städten wächst jedoch das Angebot für diese Bevölkerungsgruppe.

5. Schlussgedanken

In der heteronormativen Gesellschaft gehen die Gesundheit und die Bedürfnisse nicht-cis-heterosexueller Menschen erst einmal unter. Das muss jetzt keine direkte Diskriminierung sein, sondern kann auch einfach daran liegen, dass bei medizinischem Personal oft die Sensibilität für das Thema fehlt oder die Ausbildung LGBT-Personen nicht berücksichtigt hat. Ein cis-heterosexueller Mensch muss sich nicht outen – die Gesellschaft geht einfach davon aus. Beim Arzt ist man also oftmals immer hetero, bis man sich dazu entschließt, sich zu outen. Selbst wenn man dann geoutet ist, ist man in der Regel immer noch eine Minderheit unter hauptsächlich cis-heterosexuellen anderen Patienten.

Ein Beispiel aus eigener Erfahrung: Beim Besuch bei einem neuen Frauenarzt kommt zu Beginn die Frage, wie ich denn verhüte. Auf die Antwort „Ich verhüte nicht." folgt ein entsetzter Blick und die Frage, ob ich denn gar kein Sex hätte. Der Arzt ist hier einfach davon ausgegangen, dass eine Frau Sex mit Männern hat und im Gegensatz zur Mehrheitsgesellschaft musste ich mich extra outen.

Es gibt immer mehr Angebote und Aufklärungsarbeit. Meistens in größeren Städten, aber es tut sich etwas. So hat Augsburg 2022 seinen ersten Dyke-March durch die Straßen ziehen sehen. Ich glaube mit Sichtbarkeit kann viel erreicht werden. Solange die Community unsichtbar ist, beziehungsweise war, hat es den Anschein gemacht, dass es keiner Handlung bedarf. Das Nicht-sichtbar-sein erleichtert es, die Existenz zu leugnen oder zu ignorieren. Wenn LGBT-Personen wahrgenommen werden und möglichst vielen Menschen auch gezeigt wird, dass es jenseits der heteronormativen Gesellschaft etwas gibt, dann ändert sich etwas. Es wird das neue Normal, dass LGBT-Personen offen zu sehen sind. Daraus folgt, dass sie mitberücksichtigt werden oder auch extra Angebote entstehen. Ärzte fangen zum Beispiel an, auf ihre Homepage zu schreiben, dass sie explizit auch lesbischen Frauen beim Kinderwunsch unterstützen.

Natürlich gibt es nach wie vor Menschen, die sich nicht outen können, da ein Outing sie in Gefahr bringt – auch in Deutschland. Diese physische Belastung wird nicht von heute auf mor-gen verschwinden. Durch Gesetze kann die Politik jedoch bestehende diskriminierende Struk-turen, wie zum Beispiel die in der katholischen Kirche, der Arbeitswelt, bei der Reproduktions-medizin für lesbische Frauen oder auch bei den Barrieren für geschlechtsangleichende Maß-nahmen, aufbrechen.

Damit das aber auf sicheren Beinen steht, sollte eine offene Gesellschaft in Schule und Kinder-garten gefördert werden. Hier ist viel Potential für die Forschung, auf deren Basis verschiedene Projekte und Förderprogramme auf den Weg gebracht werden können. Ich glaube, wenn der „Nachwuchs" keine Berührungsängste mit der LGBT-Community hat, kann Diskriminierung effektiv bekämpft werden.

Vielleicht kommen wir dann an den Punkt, wo es nicht mehr der Rede wert ist und es gar nicht mehr „nötig" ist, sich zu outen.

Literatur

Ayoub, Philip M. & Schmidt, Katrin (2017): *Das Coming-out der Staaten Europas sexuelle Minderheiten und die Politik der Sichtbarkeit.* Bielefeld: transcript Verlag.

Deveaux, Fred (2016): *Counting the LGBT population: 6% of Europeans identify as LGBT.* https://daliaresearch.com/blog/counting-the-lgbt-population-6-of-europeans-identify-as-lgbt/ (letzter Zugriff: 20.5.21)

Kasprowski, David; Fischer, Mirjam; Chen, Xiao; de Vries, Lisa; Kroh, Martin; Kühne, Simon; Richter, David & Zindel, Zaza (2021): *Geringere Chancen auf ein gesundes Leben für LGBTQI*-Menschen.* In: DIW Wochenbericht 6/2021. S. 79 – 88.

Kroh, Martin; Kühne Simon; Kipp, Christian & Richter, David (2017): *Einkommen, soziale Netzwerke, Lebenszufriedenheit: Lesben, Schwule und Bisexuelle in Deutschland.* In: DIW Wochenbericht 35/2017. Erwerbspersonenpotential, S. 687 – 698.

Pöge, Kathleen; Dennert, Gabriele; Koppe, Uwe; Güldenring, Annette; Matthigack Ev B. & Rommel, Alexander (2020): *Die gesundheitliche Lage von lesbischen, schwulen, bisexuellen sowie trans- und intergeschlechtlichen Menschen.* In: Journal of Health Monitoring, S1/2020, Berlin: Robert-Koch-Institut.

BEI GRIN MACHT SICH IHR WISSEN BEZAHLT

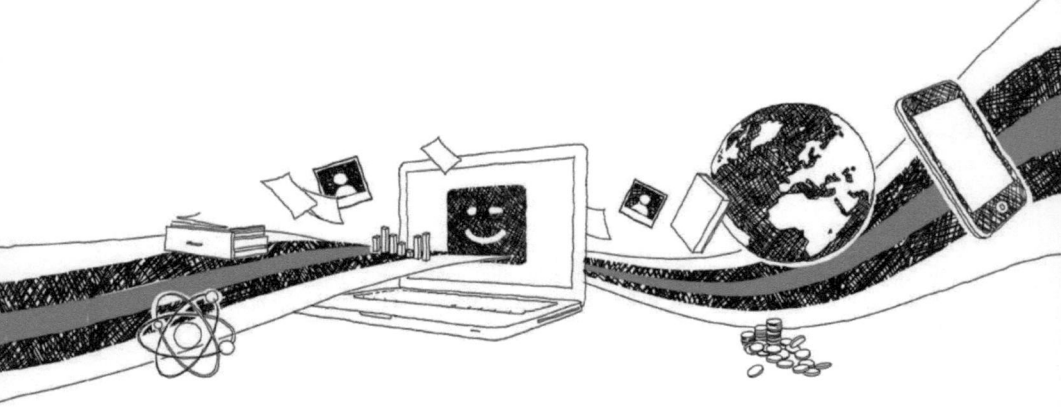

- Wir veröffentlichen Ihre Hausarbeit,
  Bachelor- und Masterarbeit

- Ihr eigenes eBook und Buch -
  weltweit in allen wichtigen Shops

- Verdienen Sie an jedem Verkauf

Jetzt bei www.GRIN.com hochladen
und kostenlos publizieren

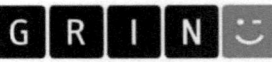